MEDITERRANE ERNÄHRUNG REZEPTE

Bestes Kochbuch für die Verbesserung der Gesundheit des Herzens und das Immunsystem stärken

Med Küche Akademie

Kein Teil dieses Buches darf ohne schriftliche Genehmigung des
Autors in irgendeiner Form oder mit irgendwelchen Mitteln,
elektronisch oder mechanisch, einschließlich Fotokopie,
Aufzeichnung oder durch ein Informationsspeicher- und Abruf
System, vervielfältigt oder übertragen werden, mit Ausnahme der
Aufnahme von kurzen Zitaten in eine Rezension.

Haftungsbeschränkung und Gewährleistungsausschluss:

Der Herausgeber hat sich bei der Erstellung dieses Buches nach
besten Kräften bemüht, und die hierin enthaltenen
Informationen werden "wie besehen" bereitgestellt. Dieses Buch
dient der Information und Motivation unserer Leser. Es wird mit
der Maßgabe verkauft, dass der Herausgeber nicht beauftragt ist,
irgendeine Art von psychologischer, rechtlicher oder sonstiger
professioneller Beratung zu leisten. Der Inhalt der einzelnen
Artikel ist der alleinige Ausdruck und die Meinung des Autors
und nicht unbedingt die des

Herausgebers. Die Entscheidung des Herausgebers, Inhalte in
diesen Band aufzunehmen, stellt keine Zusicherung oder
Garantie dar. Weder der Herausgeber noch die einzelnen
Autoren haften für physische, psychische, emotionale, finanzielle
oder kommerzielle Schäden, einschließlich, aber nicht beschränkt
auf spezielle, zufällige, nachfolgende oder andere Schäden.
Unsere Ansichten und Rechte sind die gleichen: Sie sind für Ihre
eigenen Entscheidungen, Handlungen und Ergebnisse
verantwortlich.

DIE MEDITERRANE ERNÄHRUNGSPYRAMIDE 8

PERSISCHER GURKENSALAT 10

GURKEN-COUSCOUS-SALAT 12

QUINOA-EDAMAME-SALAT 14

KARTOFFEL-OLIVEN-SALAT................................. 16

GESUNDE RATATOUILLE....................................18

GEBRATENER BROKKOLI UND TOMATEN 20

ARTISCHOCKEN-SPINAT-HUMMUS 22

FISCH UND GERSTE 24

GEBACKENER WOLFSBARSCH................................26

FISCH UND TOMATENSOßE 28

HEILBUTT UND QUINOA MIX............................ 30

BARRAMUNDI MIT ZITRONE UND DATTELN........32

FISCHFRIKADELLEN 34

WELS FILETS UND REIS...............................36

HEILBUTT PFANNE 38

GEBACKENE SHRIMPS MIX 40

SHRIMP UND ZITRONENSAUCE 42

SALAT AUS GARNELEN UND BOHNEN 44

PECAN-LACHSFILETS 46

LACHS UND BROKKOLI 48

LACHS UND PFIRSICH PFANNE...........................50

ESTRAGON-KABELJAU-FILETS 52

LACHS-RETTICH-MISCHUNG 54

SALAT AUS GERÄUCHERTEM LACHS UND
BRUNNENKRESSE...56

LACHS UND MAIS SALAT 58

KABELJAU UND CHAMPIGNONS MIX 60

SESAM-GARNELEN-MIX 62

CREMIGER CURRY-LACHS...........................64

MAHI UND GRANATAPFEL-SAUCE 66

RÄUCHERLACHS-GEMÜSE-MIX 68

LACHS UND MANGO MIX 70

RINDFLEISCHPASTETE 72

SCHWEINEFLEISCHPASTETE...........................74

GEMISCHTER FLEISCHAUFLAUF 76

GESCHICHTETE RINDERHACKFLEISCHPASTETE 78

BBQ SCHWEINEFLEISCH-WÜRFEL 80

AROMATISCH GEGRILLTE RINDERLENDE 82

TOMATEN-SCHWEINEFLEISCH-RIPPCHEN 84

RINDERHACKBRATEN SAUTÉ 86

PIKANTES SCHWEINEFLEISCH KOFTE...............88

KURKUMA-SCHWEINEFLEISCHSTEAKS..............90

BALSAMICO-SCHWEINELEBER............................92

FLEISCH SAUTÉ 94

AROMATISCHES GEBACKENES SCHWEINEFILET 96

RINDFLEISCH-SPIEßE 98

SCHARFES RINDFLEISCH STIR-FRY 100

ZITRONEN-PFEFFER-SALAT MIT ROTEN BOHNEN
....102

GESUNDER DREI-BOHNEN-SALAT......................104

OLIVEN-CANNELLINI-BOHNEN-SALAT...............106

LEICHTER KIDNEYBOHNEN-SALAT....................108

FAZIT 110

Die mediterrane Ernährungspyramide

Der mediterrane Lebensstil folgt einer sehr spezifischen Ernährungspyramide, die wahrscheinlich ein wenig anders ist als die, die Sie gewohnt sind. Bestimmten Lebensmittelgruppen wird Vorrang eingeräumt, während andere in Maßen konsumiert werden sollten. Studien haben gezeigt, dass diese Lebensmittel schützend gegen die Auswirkungen bestimmter chronischer Krankheiten sind.

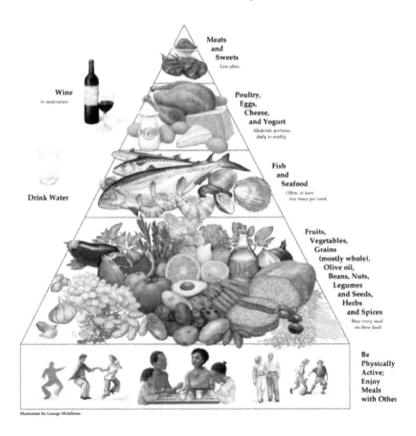

Mediterranean Diet Pyramid

Persischer Gurkensalat

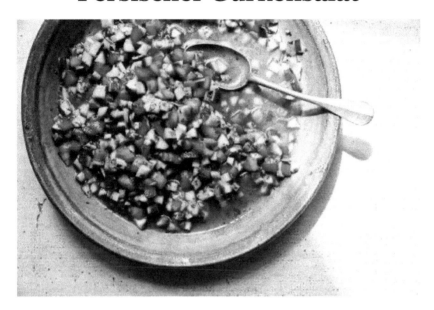

Portionen: 4

Zubereitungszeit: 10 Minuten

Kochzeit: 5 Minuten

Zutaten:

- 4 persische Gurken, gewürfelt
- 1 Teelöffel Olivenöl
- 1 Zitrone Saft
- 1 ½ Esslöffel frische Minze, gehackt
- 1 Esslöffel Petersilie, gehackt
- ½ kleine Zwiebel, gehackt
- 2 Tomaten, gewürfelt
- ¼ Teelöffel Pfeffer
- ¼ Teelöffel Salz

Geben Sie alle Zutaten in die große Schüssel und schwenken Sie sie gut durch.

Ernährung: Kalorien: 47; Fett: 1,4 g; Gesättigtes Fett: 0,3 g; Protein: 0,8 g; Kohlenhydrate: 7,8 g; Ballaststoffe: 3,2 g; Zucker: 2,3 g

Gurken-Couscous-Salat

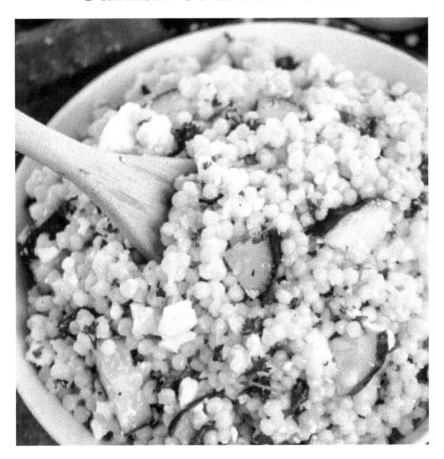

Portionen: 6

Zubereitungszeit: 10 Minuten

Kochzeit: 5 Minuten

Zutaten:

- 2 Tassen gekochter Couscous
- ½ Teelöffel Knoblauchpulver
- 1 Zitrone Saft
- 2 Esslöffel frische Petersilie, gehackt

- 1 Tasse Gurke, gewürfelt
- 1 Tasse Feta-Käse, zerbröckelt
- 1 Teelöffel koscheres Salz

Wegbeschreibung:

Geben Sie alle Zutaten in den mix topf und mischen Sie sie gut.

Ernährung: Kalorien: 289; Fett: 5,8 g; Gesättigtes Fett: 3,9 g; Protein: 11,2 g; Kohlenhydrate: 46,7 g; Ballaststoffe: 3,1 g; Zucker: 1,5 g

Quinoa-Edamame-Salat

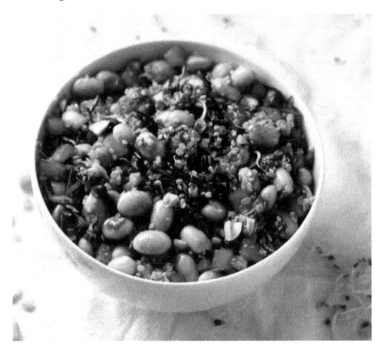

Portionen: 4

Zubereitungszeit: 10 Minuten

Kochzeit: 20 Minuten

Zutaten:

- 1 Tasse Edamame
- 1/2 Tasse Quinoa, abgespült und abgetropft
- 2 Esslöffel Olivenöl
- 1/2 Tasse Zwiebel, gehackt
- 1 Tasse frischer Spinat
- 2 Tomaten, gewürfelt
- 1 Tasse Wasser

- 2 Esslöffel frisches Basilikum, gehackt
- 1/4 Tasse Feta-Käse, zerbröckelt
- 2 Esslöffel frischer Zitronensaft
- 1 Teelöffel Zitronenschale
- 1/4 Teelöffel Pfeffer
- 1/4 Teelöffel Salz

Wegbeschreibung:

Quinoa und Wasser in einen Kochtopf geben und zum Kochen bringen.

Drehen Sie die Hitze auf niedrig. Abdecken und 15 Minuten köcheln lassen.

Edamame in den letzten 5 Minuten der Garzeit hinzufügen.

Mischen Sie Quinoa, Zwiebel, Spinat und Tomate in einer großen Schüssel.

In einer kleinen Schüssel Zitronensaft, Zitronenschale und Olivenöl verquirlen und über die Quinoa-Mischung gießen. Gut mischen.

Käse, Basilikum, Pfeffer und Salz hinzufügen und gut durchschwenken.

Ernährung: Kalorien: 278; Fett: 14,9 g; Gesättigtes Fett: 3,1 g; Protein: 13,7 g; Kohlenhydrate: 25,5 g; Ballaststoffe: 5,5 g; Zucker: 2,8 g

Kartoffel-Oliven-Salat

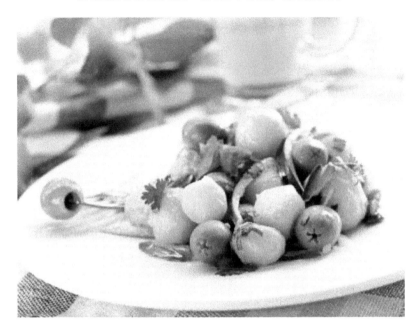

Portionen: 8

Zubereitungszeit: 10 Minuten

Kochzeit: 3 Minuten

Zutaten:

- 5 Tassen Kartoffel, gewürfelt
- 1/4 Tasse frische Petersilie, gehackt
- 1/4 Teelöffel rote Paprikaflocken
- 1 Esslöffel Olivenöl
- 1 Teelöffel Oregano
- 2 Esslöffel Kapern
- 1 Tasse Feta-Käse, zerbröckelt
- 1 Tasse Oliven, halbiert

- 1/3 Tasse fettarmer Joghurt
- 3 Tassen Wasser
- 1 Zwiebel, gehackt
- Pfeffer
- Salz

Geben Sie Kartoffeln, Zwiebel und Wasser in den Instant Pot. Verschließen Sie den Instant Pot mit einem Deckel und kochen Sie ihn 3 Minuten lang auf hohem Druck.

Lassen Sie danach den Druck mit der Schnellspannmethode ab und öffnen Sie den Deckel.

Übertragen Sie die Kartoffeln in die große Schüssel und stellen Sie sie zum Abkühlen beiseite.

Mischen Sie in einer kleinen Schüssel das Olivenöl und den Joghurt.

Sobald die Kartoffel abgekühlt ist, fügen Sie die restlichen Zutaten hinzu und mischen sie gut.

Joghurt-Olivenöl-Mischung über den Kartoffelsalat gießen und gut durchschwenken.

Ernährung: Kalorien: 135; Fett: 7,8 g; Gesättigtes Fett: 3,4 g; Protein: 4,6 g; Kohlenhydrate: 12,4 g; Ballaststoffe: 2,1 g; Zucker: 2,5 g

Gesunde Ratatouille

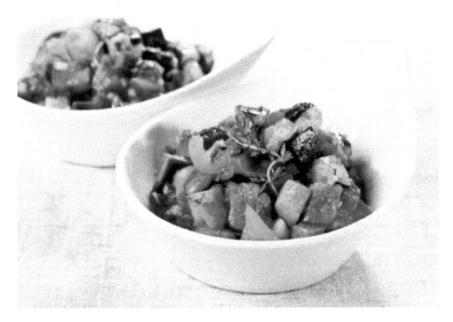

Portionen: 8

Zubereitungszeit: 10 Minuten

Kochzeit: 7 Minuten

Zutaten:

- 4 Zucchini, in Scheiben geschnitten
- 350 g Dose gebratene rote Paprika, abgetropft und in Scheiben geschnitten
- 800 g Dose Tomate, zerdrückt
- 1 Zwiebel, in Scheiben geschnitten
- 2 Auberginen, geschält und in Scheiben geschnitten
- 2 Knoblauchzehen, zerdrückt
- 1 Esslöffel Olivenöl
- 1 Teelöffel Salz

Wegbeschreibung:

Geben Sie Öl in den Instant Pot und stellen Sie den Topf auf den Sauté-Modus.

Gemüse hinzufügen und 3 Minuten anbraten. Mit Salz würzen.

Zerkleinerte Tomaten hinzufügen und gut umrühren.

Verschließen Sie den Instant Pot mit einem Deckel und kochen Sie ihn 4 Minuten lang auf hohem Druck.

Sobald dies geschehen ist, lassen Sie den Druck mit der Schnellablassmethode ab. Öffnen Sie den Deckel.

Ernährung: Kalorien: 110; Fett: 2,6 g; Gesättigtes Fett: 0,4 g; Eiweiß: 4 g; Kohlenhydrate: 21 g; Ballaststoffe: 8,4 g; Zucker: 11,6 g

Gebratener Brokkoli und Tomaten

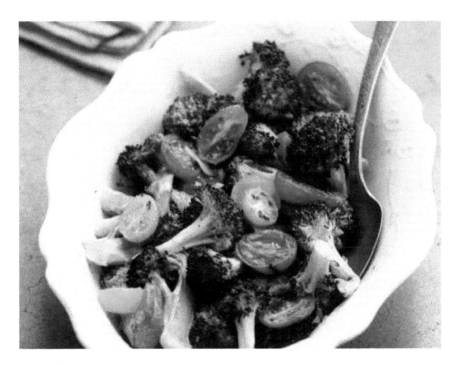

Portionen: 4

Zubereitungszeit: 10 Minuten

Kochzeit: 10 Minuten

Zutaten:

- 4 Tassen Brokkoli-Röschen
- 1 Teelöffel getrockneter Oregano
- 10 Oliven, entkernt und in Scheiben geschnitten
- 1 Esslöffel frischer Zitronensaft
- ½ Teelöffel Zitronenschale, gerieben
- 2 Knoblauchzehen, gehackt

- 1 Esslöffel Olivenöl
- 1 Tasse Kirschtomaten
- ¼ Teelöffel Salz

Wegbeschreibung:

Heizen Sie den Backofen auf 230 °C vor.

Brokkoli, Knoblauch, Öl, Tomaten und Salz in eine große Schüssel geben und gut durchschwenken.

Brokkoli Mischung auf dem Backblech verteilen und im vorgeheizten Ofen 10 Minuten backen.

In der Zwischenzeit Oregano, Oliven, Zitronensaft und Zitronenschale in einer Rührschüssel vermengen. Geben Sie das gebratene Gemüse in die Schüssel und schwenken Sie es gut.

Ernährung: Kalorien: 86; Fett: 5,1 g; Gesättigtes Fett: 0,7 g; Protein: 3,2 g; Kohlenhydrate: 9,4 g; Ballaststoffe: 3,5 g; Zucker: 2,9 g

Artischocken-Spinat-Hummus

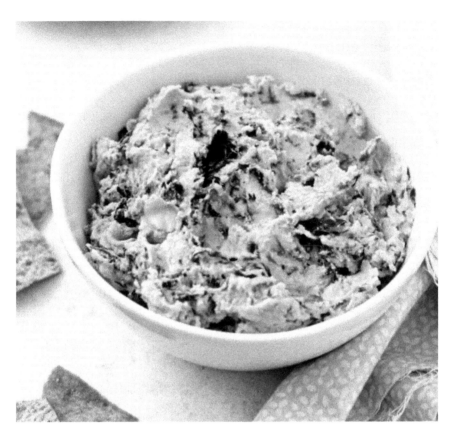

Portionen: 4

Zubereitungszeit: 10 Minuten

Kochzeit: 5 Minuten

Zutaten:

- 400 g Dose Kichererbsen, abgetropft und abgespült
- 1/3 Tasse Dose Artischockenherzen, zerkleinert
- 250 g tiefgekühlter Spinat, aufgetaut und gehackt
- ½ Teelöffel gemahlener Kreuzkümmel

- 2 Knoblauchzehen, gehackt
- 2 Esslöffel Wasser
- 1 Zitrone Saft
- ¼ Tasse Tahini
- 3 Esslöffel Olivenöl
- ½ Teelöffel Salz

Kichererbsen, Kreuzkümmel, Wasser, Zitronensaft, Tahini, Knoblauch, Öl und Salz in die Küchenmaschine geben und zu einer glatten Masse verarbeiten.

Übertragen Sie die Kichererbsen Mischung in eine mittelgroße Schüssel.

Artischockenherzen und Spinat hinzufügen und gut umrühren.

Mit Gemüse servieren.

Ernährung: Kalorien: 323; Fett: 20,1 g; Gesättigtes Fett: 2,9 g; Eiweiß: 9,7 g; Kohlenhydrate: 29,9 g; Ballaststoffe: 7,5 g; Zucker: 0,7 g

Fisch und Gerste

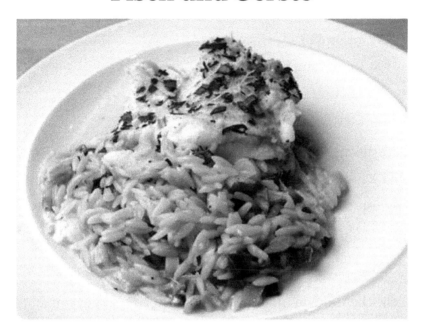

Zubereitungszeit: 10 Minuten

Kochzeit: 35 Minuten

Portionen: 4

Zutaten:

- 1 Teelöffel Knoblauch, gehackt
- 1 Teelöffel roter Pfeffer, zerstoßen
- 2 Schalotten, gehackt
- 1 Esslöffel Olivenöl
- 1 Teelöffel Anchovis-Paste
- 1 Esslöffel Oregano, gehackt
- 2 Esslöffel schwarze Oliven, entkernt und zerkleinert
- 2 Esslöffel Kapern, abgetropft

- 400 g Dosentomaten, zerkleinert
- Eine Prise Salz und schwarzer Pfeffer
- 4 Kabeljaufilets, ohne Gräten
- 30 g Fetakäse, zerkrümelt
- 1 Esslöffel Petersilie, gehackt
- 3 Tassen Hühnerbrühe
- 1 Tasse Gerste -Nudeln
- Schale von 1 Zitrone, gerieben

Wegbeschreibung:

Erhitzen Sie eine Pfanne mit dem Öl bei mittlerer Hitze, fügen Sie den Knoblauch, den roten Pfeffer und die Schalotten hinzu und braten Sie sie 5 Minuten lang an.

Sardellenpaste, Oregano, schwarze Oliven, Kapern, Tomaten, Salz und Pfeffer hinzufügen, umrühren und weitere 5 Minuten kochen.

Die Kabeljaufilets dazugeben, den Käse und die Petersilie darüber streuen, in den Ofen schieben und bei 180 °C weitere 15 Minuten backen.

In der Zwischenzeit die Brühe in einen Topf geben, bei mittlerer Hitze zum Kochen bringen, den Gerste und die Zitronenschale dazugeben, zum Köcheln bringen, 10 Minuten kochen, mit einer Gabel auflockern und auf Teller verteilen.

Jede Portion mit der Fischmischung belegen und servieren.

Ernährung: Kalorien 402, Fett 21 g, Ballaststoffe 8 g, Kohlenhydrate 21 g, Eiweiß 31 g

Gebackener Wolfsbarsch

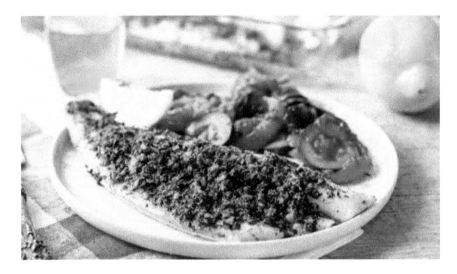

Zubereitungszeit: 10 Minuten

Kochzeit: 12 Minuten

Portionen: 4

Zutaten:

- 4 Wolfsbarschfilets, ohne Gräten
- Salz und schwarzer Pfeffer nach Geschmack
- 2 Tassen Kartoffelchips, zerkleinert
- 1 Esslöffel Mayonnaise

Wegbeschreibung:

Die Fischfilets mit Salz und Pfeffer würzen, mit der Mayonnaise bestreichen und jeweils in den Kartoffelchips wälzen.

Die Filets auf ein mit Pergamentpapier ausgelegtes Backblech legen und bei 180 °C 12 Minuten backen.

Verteilen Sie den Fisch auf Tellern und servieren Sie ihn mit einem Beilagen Salat.

Nährwerte: Kalorien 228, Fett 8,6 g, Ballaststoffe 0,6 g, Kohlenhydrate 9,3 g, Eiweiß 25 g

Fisch und Tomatensoße

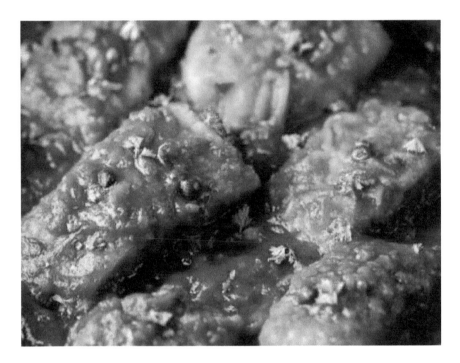

Zubereitungszeit: 10 Minuten

Kochzeit: 30 Minuten

Portionen: 4

Zutaten:

- 4 Kabeljaufilets, ohne Gräten
- 2 Knoblauchzehen, gehackt
- 2 Tassen Kirschtomaten, halbiert
- 1 Tasse Hühnerbrühe
- Eine Prise Salz und schwarzer Pfeffer
- ¼ Tasse Basilikum, gehackt

Wegbeschreibung:

Tomaten, Knoblauch, Salz und Pfeffer in eine Pfanne geben, bei mittlerer Hitze erhitzen und 5 Minuten kochen.

Den Fisch und die restlichen Zutaten hinzufügen, zum Köcheln bringen, die Pfanne abdecken und 25 Minuten lang kochen.

Verteilen Sie die Mischung auf Teller und servieren Sie sie.

Nährwerte: Kalorien 180, Fett 1,9 g, Ballaststoffe 1,4 g, Kohlenhydrate 5,3 g, Eiweiß 33,8 g

Heilbutt und Quinoa Mix

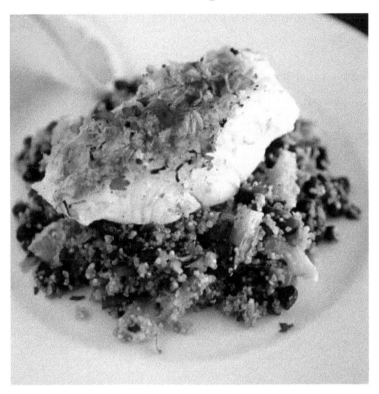

Zubereitungszeit: 10 Minuten

Kochzeit: 12 Minuten

Portionen: 4

Zutaten:

- 4 Heilbutt Filets, ohne Gräten
- 2 Esslöffel Olivenöl
- 1 Teelöffel Rosmarin, getrocknet
- 2 Teelöffel Kreuzkümmel, gemahlen
- 1 Esslöffel Koriander, gemahlen
- 2 Teelöffel Zimtpulver

- 2 Teelöffel Oregano, getrocknet
- Eine Prise Salz und schwarzer Pfeffer
- 2 Tassen Quinoa, gekocht
- 1 Tasse Kirschtomaten, halbiert
- 1 Avocado, geschält, entkernt und in Scheiben geschnitten
- 1 Salatgurke, gewürfelt
- ½ Tasse schwarze Oliven, entkernt und in Scheiben geschnitten
- Saft von 1 Zitrone

Wegbeschreibung:

Kombinieren Sie den Fisch in einer Schüssel mit Rosmarin, Kreuzkümmel, Koriander, Zimt, Oregano, Salz und Pfeffer und schwenken Sie ihn.

Erhitzen Sie eine Pfanne mit dem Öl bei mittlerer Hitze, geben Sie den Fisch hinein und braten Sie ihn 2 Minuten auf jeder Seite an.

Schieben Sie die Pfanne in den Ofen und backen Sie den Fisch bei 200 °C für 7 Minuten.

Mischen Sie in der Zwischenzeit in einer Schüssel die Quinoa mit den restlichen Zutaten, schwenken Sie sie und verteilen Sie sie auf Teller.

Geben Sie den Fisch neben die Quinoa-Mischung und servieren Sie ihn sofort.

Nährwerte: Kalorien 364, Fett 15,4 g, Ballaststoffe 11,2 g, Kohlenhydrate 56,4 g, Eiweiß 24,5 g

Barramundi mit Zitrone und Datteln

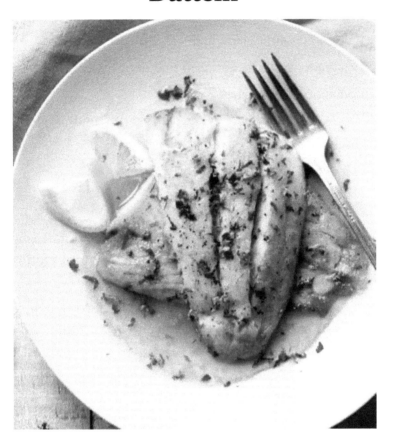

Zubereitungszeit: 10 Minuten

Kochzeit: 12 Minuten

Portionen: 2

Zutaten:

- 2 Barramundi-Filets, ohne Gräten
- 1 Schalotte, in Scheiben geschnitten
- 4 Zitronenscheiben

- Saft von ½ Zitrone
- Schale von 1 Zitrone, gerieben
- 2 Esslöffel Olivenöl
- 180 g Babyspinat
- ¼ Tasse Mandeln, gehackt
- 4 Datteln, entsteint und gewürfelt
- ¼ Tasse Petersilie, gehackt
- Salz und schwarzer Pfeffer nach Geschmack

Wegbeschreibung:

Würzen Sie den Fisch mit Salz und Pfeffer und legen Sie ihn auf 2 Stück Pergamentpapier.

Legen Sie die Zitronenscheiben auf den Fisch, beträufeln Sie ihn mit dem Zitronensaft und geben Sie dann die übrigen Zutaten außer dem Öl darüber.

Beträufeln Sie jede Fischmischung mit 1 Esslöffel Öl, wickeln Sie das Pergamentpapier um die zu Paketen geformten Fische und legen Sie sie auf ein Backblech.

Bei 200 °C 12 Minuten backen, etwas abkühlen lassen, aufklappen, alles auf Teller verteilen und servieren.

Nährwerte: Kalorien 232, Fett 16,5 g, Ballaststoffe 11,1 g, Kohlenhydrate 24,8 g, Eiweiß 6,5 g

Fischfrikadellen

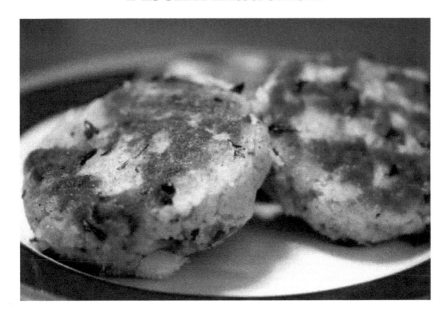

Zubereitungszeit: 10 Minuten

Kochzeit: 10 Minuten

Portionen: 6

Zutaten:

- 600 g Sardinen in Dosen, abgetropft und gut püriert
- 2 Knoblauchzehen, gehackt
- 2 Esslöffel Dill, gehackt
- 1 gelbe Zwiebel, gehackt
- 1 Tasse Panko-Paniermehl
- 1 Ei, verquirlt
- Eine Prise Salz und schwarzer Pfeffer
- 2 Esslöffel Zitronensaft
- 5 Esslöffel Olivenöl

Wegbeschreibung:

In einer Schüssel die Sardinen mit dem Knoblauch, dem Dill und den restlichen Zutaten außer dem Öl vermengen, gut umrühren und aus dieser Mischung mittelgroße Küchlein formen.

Eine Pfanne mit dem Öl bei mittlerer Hitze erhitzen, die Fischfrikadellen hineingeben, auf jeder Seite 5 Minuten braten.

Servieren Sie die Törtchen mit einem Beilagen Salat.

Nährwerte: Kalorien 288, Fett 12,8 g, Ballaststoffe 10,2 g, Kohlenhydrate 22,2 g, Eiweiß 6,8 g

Wels Filets und Reis

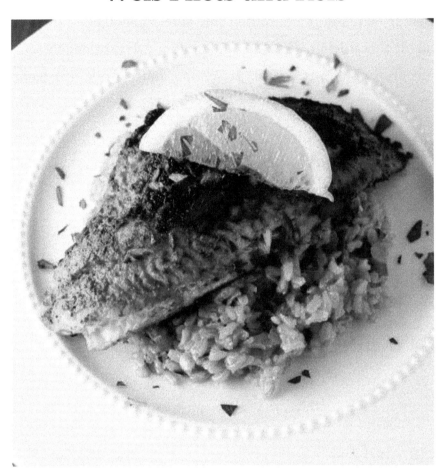

Zubereitungszeit: 10 Minuten

Garzeit: 55 Minuten

Portionen: 2

Zutaten:

- 2 Wels Filets, ohne Gräten
- 2 Esslöffel italienisches Gewürz
- 2 Esslöffel Olivenöl

- Für den Reis:
- 1 Tasse brauner Reis
- 2 Esslöffel Olivenöl
- 1 und ½ Tassen Wasser
- ½ Tasse grüne Paprika, gehackt
- 2 Knoblauchzehen, gehackt
- ½ Tasse weiße Zwiebel, gehackt
- 2 Teelöffel Cajún-Gewürz
- ½ Teelöffel Knoblauchpulver
- Salz und schwarzer Pfeffer nach Geschmack

Wegbeschreibung:

Erhitzen Sie einen Topf mit 2 Esslöffeln Öl bei mittlerer Hitze, geben Sie die Zwiebel, den Knoblauch, das Knoblauchpulver, Salz und Pfeffer hinzu und braten Sie sie 5 Minuten lang an.

Den Reis, das Wasser, die Paprika und die Gewürze hinzufügen, zum Kochen bringen und bei mittlerer Hitze 40 Minuten kochen.

Erhitzen Sie eine Pfanne mit 2 Esslöffeln Öl bei mittlerer Hitze, geben Sie den Fisch und die italienischen Gewürze hinein und braten Sie ihn 5 Minuten auf jeder Seite.

Den Reis auf die Teller verteilen, den Fisch darauf geben und servieren.

Ernährung: Kalorien 261, Fett 17,6. g, Ballaststoffe 12,2. g, Kohlenhydrate 24,8 g, Protein 12,5 g

Heilbutt Pfanne

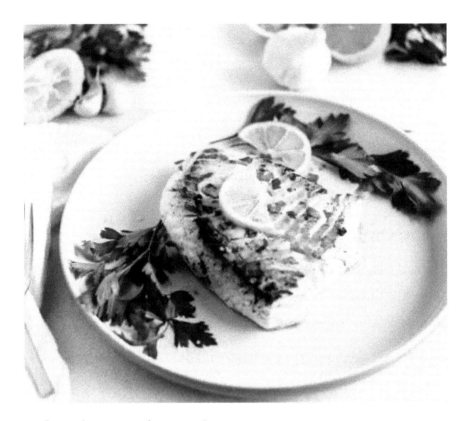

Zubereitungszeit: 10 Minuten

Kochzeit: 20 Minuten

Portionen: 4

Zutaten:

- 4 Heilbutt Filets, ohne Gräten
- 1 rote Paprika, gewürfelt
- 2 Esslöffel Olivenöl
- 1 gelbe Zwiebel, gehackt

- 4 Knoblauchzehen, gehackt
- ½ Tasse Hühnerbrühe
- 1 Teelöffel Basilikum, getrocknet
- ½ Tasse Kirschtomaten, halbiert
- 1/3 Tasse Kalamata-Oliven, entkernt und halbiert
- Salz und schwarzer Pfeffer nach Geschmack

Wegbeschreibung:

Eine Pfanne mit dem Öl bei mittlerer Hitze erhitzen, den Fisch hineingeben, 5 Minuten auf jeder Seite braten und auf Teller verteilen.

Zwiebel, Paprika, Knoblauch und Tomaten in die Pfanne geben, umrühren und 3 Minuten anbraten.

Salz, Pfeffer und die restlichen Zutaten hinzufügen, schwenken, weitere 3 Minuten kochen, neben dem Fisch verteilen und servieren.

Nährwerte: Kalorien 253, Fett 8 g, Ballaststoffe 1 g, Kohlenhydrate 5 g, Eiweiß 28 g

Gebackene Shrimps Mix

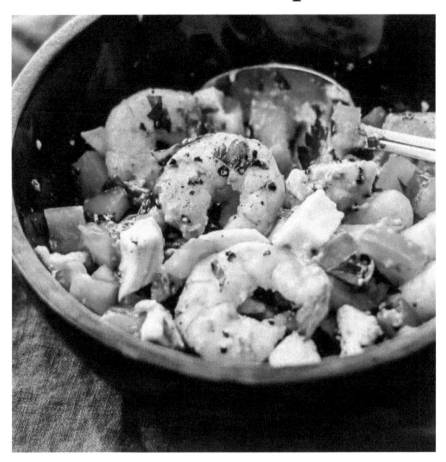

Zubereitungszeit: 10 Minuten

Kochzeit: 32 Minuten

Portionen: 4

Zutaten:

- 4 Goldkartoffeln, geschält und in Scheiben geschnitten
- 2 Fenchelknollen, geputzt und in Keile geschnitten
- 2 Schalotten, gehackt

- 2 Knoblauchzehen, gehackt
- 3 Esslöffel Olivenöl
- ½ Tasse Kalamata-Oliven, entkernt und halbiert
- 2 Pfund Garnelen, geschält und entdarmt
- 1 Teelöffel Zitronenschale, gerieben
- 2 Teelöffel Oregano, getrocknet
- 120 g Fetakäse, zerkrümelt
- 2 Esslöffel Petersilie, gehackt

Wegbeschreibung:

In einem Bräter die Kartoffeln mit 2 EL Öl, Knoblauch und den restlichen Zutaten außer den Garnelen vermengen, durchschwenken, in den Ofen schieben und bei 200 °C 25 Minuten backen.

Die Garnelen hinzufügen, durchschwenken, weitere 7 Minuten backen, auf Teller verteilen und servieren.

Nährwerte: Kalorien 341, Fett 19 g, Ballaststoffe 9 g, Kohlenhydrate 34 g,
Eiweiß 10 g

Shrimp und Zitronensauce

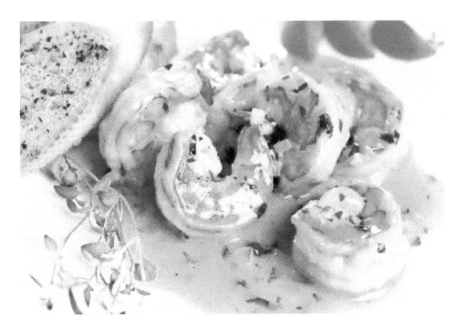

Zubereitungszeit: 10 Minuten

Kochzeit: 15 Minuten

Portionen: 4

Zutaten:

- 450 g Garnelen, geschält und entdarmt
- 1/3 Tasse Zitronensaft
- 4 Eigelb
- 2 Esslöffel Olivenöl
- 1 Tasse Hühnerbrühe
- Salz und schwarzer Pfeffer nach Geschmack
- 1 Tasse schwarze Oliven, entkernt und halbiert
- 1 Esslöffel Thymian, gehackt

Wegbeschreibung:

In einer Schüssel den Zitronensaft mit den Eigelben mischen und gut verquirlen.

Erhitzen Sie eine Pfanne mit dem Öl bei mittlerer Hitze, fügen Sie die Garnelen hinzu und braten Sie sie 2 Minuten auf jeder Seite an und geben Sie sie auf einen Teller.

Erhitzen Sie einen Topf mit der Brühe bei mittlerer Hitze, geben Sie etwas davon über die Eigelb-Zitronensaft-Mischung und verquirlen Sie diese gut.

Diese über die restliche Brühe geben, ebenfalls salzen und pfeffern, gut verquirlen und 2 Minuten köcheln lassen.

Fügen Sie die Garnelen und die restlichen Zutaten hinzu, schwenken Sie sie und servieren Sie sie sofort.

Nährwerte: Kalorien 237, Fett 15,3 g, Ballaststoffe 4,6 g, Kohlenhydrate 15,4 g, Eiweiß 7,6 g

Salat aus Garnelen und Bohnen

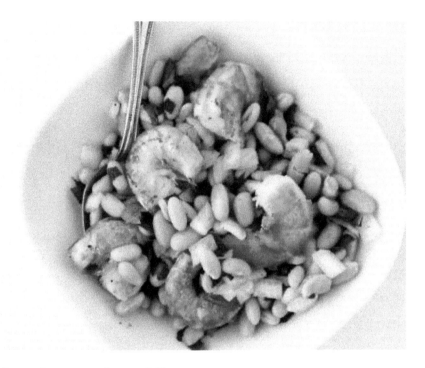

Zubereitungszeit: 10 Minuten

Kochzeit: 4 Minuten

Portionen: 4

Zutaten:

- 450 g Garnelen, geschält und entdarmt
- 800 g Cannellini-Bohnen, abgetropft und abgespült
- 2 Esslöffel Olivenöl
- 1 Tasse Kirschtomaten, halbiert
- 1 Teelöffel Zitronenschale, gerieben
- ½ Tasse rote Zwiebel, gehackt

- 4 Handvoll Baby-Rucola
- Eine Prise Salz und schwarzer Pfeffer

Für das Dressing:

- 3 Esslöffel Rotweinessig
- 2 Knoblauchzehen, gehackt
- ½ Tasse Olivenöl

Wegbeschreibung:

Erhitzen Sie eine Pfanne mit 2 Esslöffeln Öl bei mittlerer bis hohe Hitze, geben Sie die Garnelen hinein und braten Sie sie 2 Minuten auf jeder Seite.

Kombinieren Sie in einer Salatschüssel die Shrimps mit den Bohnen und den restlichen Zutaten außer denen für das Dressing und schwenken Sie sie.

Vermengen Sie in einer separaten Schüssel den Essig mit ½ Tasse Öl und dem Knoblauch und verquirlen Sie ihn gut.

Über den Salat gießen, schwenken und sofort servieren.

Nährwerte: Kalorien 207, Fett 12,3 g, Ballaststoffe 6,6 g, Kohlenhydrate 15,4 g, Eiweiß 8,7 g

Pecan-Lachsfilets

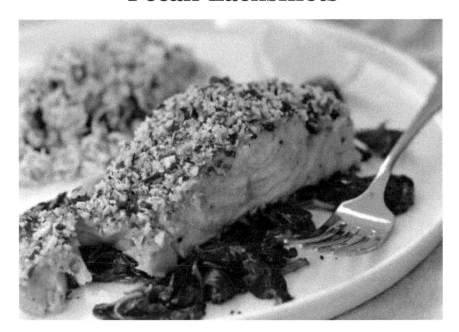

Zubereitungszeit: 10 Minuten

Kochzeit: 15 Minuten

Portionen: 6

Zutaten:

- 3 Esslöffel Olivenöl
- 3 Esslöffel Senf
- 5 Teelöffel Honig
- 1 Tasse Pekannüsse, gehackt
- 6 Lachsfilets, ohne Gräten
- 1 Esslöffel Zitronensaft
- 3 Teelöffel Petersilie, gehackt
- Salz und Pfeffer nach Geschmack

Wegbeschreibung:

Mischen Sie in einer Schüssel das Öl mit dem Senf und dem Honig und verquirlen Sie es gut.

Geben Sie die Pekannüsse und die Petersilie in eine andere Schüssel.

Die Lachsfilets mit Salz und Pfeffer würzen, auf einem mit Pergamentpapier ausgelegten Backblech anrichten, mit der Honig-Senf-Mischung bestreichen und mit der Pekannussmischung belegen.

Bei 200 °C in den Ofen schieben, 15 Minuten backen, auf Teller verteilen, mit Zitronensaft beträufeln und servieren.

Nährwerte: Kalorien 282, Fett 15,5 g, Ballaststoffe 8,5 g, Kohlenhydrate 20,9 g, Eiweiß 16,8 g.

Lachs und Brokkoli

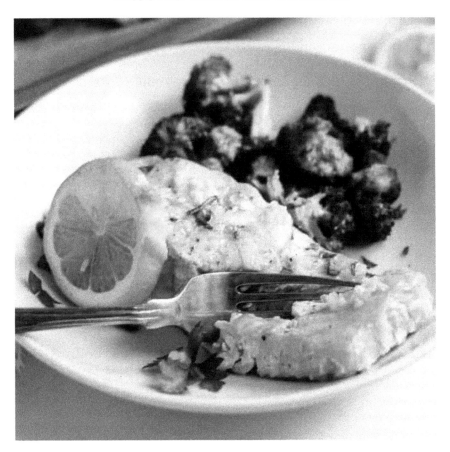

Zubereitungszeit: 10 Minuten

Kochzeit: 20 Minuten

Portionen: 4

Zutaten:

- 2 Esslöffel Balsamico-Essig
- 1 Brokkoli Kopf, Röschen getrennt
- 4 Stück Lachsfilets, ohne Haut
- 1 große rote Zwiebel, grob gewürfelt

- 1 Esslöffel Olivenöl
- Meersalz und schwarzer Pfeffer nach Geschmack

Wegbeschreibung:

In einer Auflaufform den Lachs mit den Brokkoli und den restlichen Zutaten kombinieren, in den Ofen schieben und bei 180 °C 20 Minuten backen.

Verteilen Sie die Mischung auf Teller und servieren Sie sie.

Nährwerte: Kalorien 302, Fett 15,5 g, Ballaststoffe 8,5 g, Kohlenhydrate 18,9 g, Eiweiß 19,8 g

Lachs und Pfirsich Pfanne

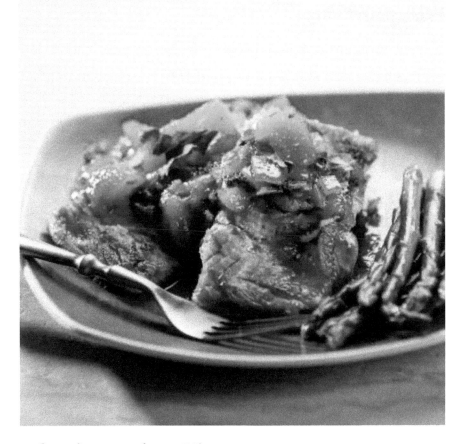

Zubereitungszeit: 10 Minuten

Kochzeit: 11 Minuten

Portionen: 4

Zutaten:

- 1 Esslöffel Balsamico-Essig
- 1 Teelöffel Thymian, gehackt
- 1 Esslöffel Ingwer, gerieben

- 2 Esslöffel Olivenöl
- Meersalz und schwarzer Pfeffer nach Geschmack
- 3 Pfirsiche, in mittlere Spalten geschnitten
- 4 Lachsfilets, ohne Gräten

Wegbeschreibung:

Erhitzen Sie eine Pfanne mit dem Öl bei mittlerer bis hohe Hitze, geben Sie den Lachs hinein und braten Sie ihn 3 Minuten auf jeder Seite.

Den Essig, die Pfirsiche und die restlichen Zutaten hinzufügen, weitere 5 Minuten kochen, alles auf Teller verteilen und servieren.

Nährwerte: Kalorien 293, Fett 17,1 g, Ballaststoffe 4,1 g, Kohlenhydrate 26,4 g, Eiweiß 24,5 g

Estragon-Kabeljau-Filets

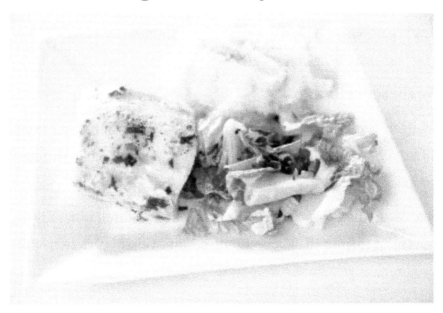

Zubereitungszeit: 10 Minuten

Kochzeit: 12 Minuten

Portionen: 4

Zutaten:

- 4 Kabeljaufilets, ohne Gräten
- ¼ Tasse Kapern, abgetropft
- 1 Esslöffel Estragon, gehackt
- Meersalz und schwarzer Pfeffer nach Geschmack
- 2 Esslöffel Olivenöl
- 2 Esslöffel Petersilie, gehackt
- 1 Esslöffel Olivenöl
- 1 Esslöffel Zitronensaft

Wegbeschreibung:

Erhitzen Sie eine Pfanne mit dem Öl bei mittlerer bis hohe Hitze, geben Sie den Fisch hinein und braten Sie ihn 3 Minuten auf jeder Seite.

Die restlichen Zutaten hinzufügen, alles weitere 7 Minuten kochen, auf Teller verteilen und servieren.

Nährwerte: Kalorien 162, Fett 9,6 g, Ballaststoffe 4,3 g, Kohlenhydrate 12,4 g, Eiweiß 16,5 g

Lachs-Rettich-Mischung

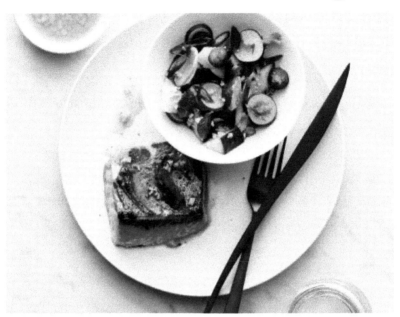

Zubereitungszeit: 10 Minuten

Kochzeit: 15 Minuten

Portionen: 4

Zutaten:

- 2 Esslöffel Olivenöl
- 1 Esslöffel Balsamico-Essig
- 1 und ½ Tasse Hühnerbrühe
- 4 Lachsfilets, ohne Gräten
- 2 Knoblauchzehen, gehackt
- 1 Esslöffel Ingwer, gerieben
- 1 Tasse Radieschen, gerieben
- ¼ Tasse Frühlingszwiebeln, gehackt

Wegbeschreibung:

Eine Pfanne mit dem Öl bei mittlerer Hitze erhitzen, den Lachs hineingeben, 4 Minuten auf jeder Seite braten und auf Teller verteilen

Den Essig und die restlichen Zutaten in die Pfanne geben, leicht schwenken, 10 Minuten kochen, über den Lachs geben und servieren.

Nährwerte: Kalorien 274, Fett 14,5 g, Ballaststoffe 3,5 g, Kohlenhydrate 8,5 g, Eiweiß 22,3 g

Salat aus geräuchertem Lachs und Brunnenkresse

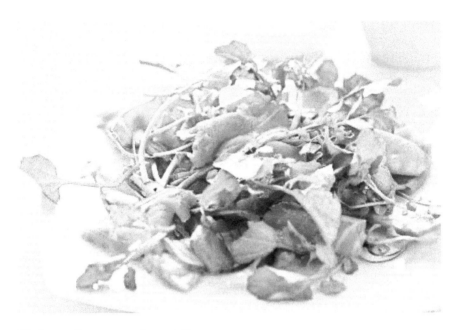

Zubereitungszeit: 5 Minuten

Kochzeit: 0 Minuten

Portionen: 4

Zutaten:

- 2 Bunde Brunnenkresse
- 400 g Räucherlachs, ohne Haut, ohne Knochen und in Flocken
- 2 Teelöffel Senf
- ¼ Tasse Zitronensaft
- ½ Tasse griechischer Joghurt
- Salz und schwarzer Pfeffer nach Geschmack

- 1 große Salatgurke, in Scheiben geschnitten
- 2 Esslöffel Schnittlauch, gehackt

Wegbeschreibung:

Kombinieren Sie den Lachs in einer Salatschüssel mit der Brunnenkresse und den restlichen Zutaten, schwenken Sie ihn und servieren Sie ihn sofort.

Nährwerte: Kalorien 244, Fett 16,7 g, Ballaststoffe 4,5 g, Kohlenhydrate 22,5 g, Eiweiß 15,6 g

Lachs und Mais Salat

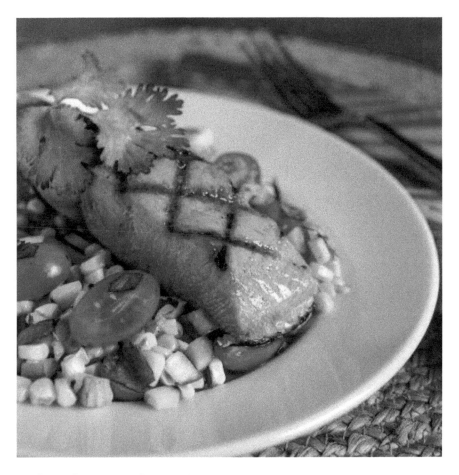

Zubereitungszeit: 5 Minuten

Kochzeit: 0 Minuten

Portionen: 4

Zutaten:

- ½ Tasse Pekannüsse, gehackt
- 2 Tassen Baby-Rucola

- 1 Tasse Mais
- 200 g Räucherlachs, ohne Haut, ohne Knochen und in kleine Stücke geschnitten
- 2 Esslöffel Olivenöl
- 2 Esslöffel Zitronensaft
- Meersalz und schwarzer Pfeffer nach Geschmack

Wegbeschreibung:

Kombinieren Sie den Lachs mit dem Mais und den restlichen Zutaten in einer Salatschüssel, schwenken Sie ihn und servieren Sie ihn sofort.

Nährwerte: Kalorien 284, Fett 18,4 g, Ballaststoffe 5,4 g, Kohlenhydrate 22,6 g, Eiweiß 17,4 g

Kabeljau und Champignons Mix

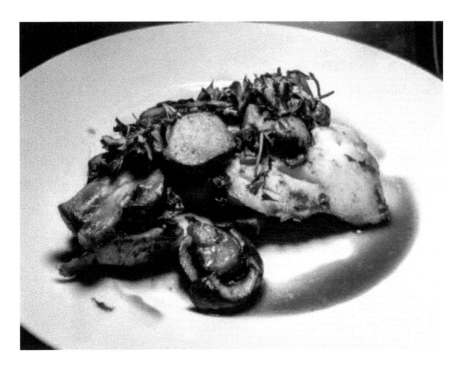

Zubereitungszeit: 10 Minuten

Kochzeit: 25 Minuten

Portionen: 4

Zutaten:

- 2 Kabeljaufilets, ohne Gräten
- 4 Esslöffel Olivenöl
- 120 g Champignons, in Scheiben geschnitten
- Meersalz und schwarzer Pfeffer nach Geschmack
- 12 Kirschtomaten, halbiert
- 250 g Kopfsalatblätter, zerrissen

- 1 Avocado, entkernt, geschält und gewürfelt
- 1 rote Chilischote, gehackt
- 1 Esslöffel Koriander, gehackt
- 2 Esslöffel Balsamico-Essig
- 30 g Fetakäse, zerkrümelt

Wegbeschreibung:

Den Fisch in eine Bratpfanne legen, mit 2 Esslöffeln Öl bepinseln, rundum mit Salz und Pfeffer bestreuen und bei mittlerer Hitze 15 Minuten braten. In der Zwischenzeit eine Pfanne mit dem restlichen Öl bei mittlerer Hitze erhitzen, die Pilze hinzufügen, umrühren und 5 Minuten anbraten.

Die restlichen Zutaten hinzufügen, schwenken, weitere 5 Minuten kochen und auf Teller verteilen.

Mit dem Fisch belegen und sofort servieren.

Nährwerte: Kalorien 257, Fett 10 g, Ballaststoffe 3,1 g, Kohlenhydrate 24,3 g, Eiweiß 19,4 g

Sesam-Garnelen-Mix

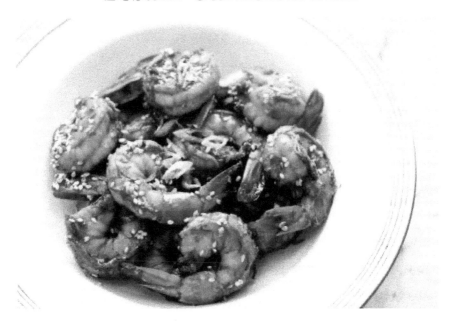

Zubereitungszeit: 10 Minuten

Kochzeit: 0 Minuten

Portionen: 4

Zutaten:

- 2 Esslöffel Limettensaft
- 3 Esslöffel Teriyaki-Sauce
- 2 Esslöffel Olivenöl
- 8 Tassen Babyspinat
- 400 g Garnelen, gekocht, geschält und entdarmt
- 1 Tasse Gurke, in Scheiben geschnitten
- 1 Tasse Rettich, in Scheiben geschnitten
- ¼ Tasse Koriander, gehackt
- 2 Teelöffel Sesamsamen, geröstet

Wegbeschreibung:

In einer Schüssel die Garnelen mit dem Limettensaft, dem Spinat und den restlichen Zutaten mischen, durchschwenken und kalt servieren.

Nährwerte: Kalorien 177, Fett 9 g, Ballaststoffe 7,1 g, Kohlenhydrate 14,3 g, Eiweiß 9,4 g

Cremiger Curry-Lachs

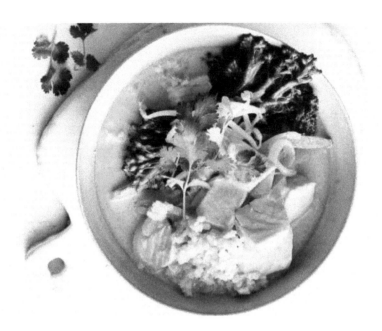

Zubereitungszeit: 10 Minuten

Kochzeit: 20 Minuten

Portionen: 2

Zutaten:

- 2 Lachsfilets, ohne Gräten und in Würfel geschnitten
- 1 Esslöffel Olivenöl
- 1 Esslöffel Basilikum, gehackt
- Meersalz und schwarzer Pfeffer nach Geschmack
- 1 Tasse griechischer Joghurt
- 2 Teelöffel Currypulver
- 1 Knoblauchzehe, gehackt
- ½ Teelöffel Minze, gehackt

Wegbeschreibung:

Erhitzen Sie eine Pfanne mit dem Öl bei mittlerer bis hohe Hitze, geben Sie den Lachs hinein und braten Sie ihn 3 Minuten lang.

Die restlichen Zutaten hinzufügen, schwenken, weitere 15 Minuten kochen, auf Teller verteilen und servieren.

Nährwerte: Kalorien 284, Fett 14,1 g, Ballaststoffe 8,5, g Kohlenhydrate 26,7 g, Eiweiß 31,4 g

Mahi und Granatapfel-Sauce

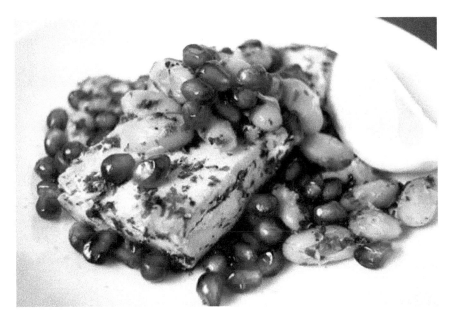

Zubereitungszeit: 10 Minuten

Kochzeit: 10 Minuten

Portionen: 4

Zutaten:

- 1 und ½ Tassen Hühnerbrühe
- 1 Esslöffel Olivenöl
- 4 Mahi-Filets, ohne Gräten
- 4 Esslöffel Tahinpaste
- Saft von 1 Limette
- Kerne von 1 Granatapfel
- 1 Esslöffel Petersilie, gehackt

Wegbeschreibung:

Erhitzen Sie eine Pfanne mit dem Öl bei mittlerer bis hohe Hitze, geben Sie den Fisch hinein und braten Sie ihn 3 Minuten auf jeder Seite.

Die restlichen Zutaten dazugeben, den Fisch erneut wenden, weitere 4 Minuten garen, alles auf Teller verteilen und servieren.

Nährwerte: Kalorien 224, Fett 11,1 g, Ballaststoffe 5,5 g, Kohlenhydrate 16,7 g, Eiweiß 11,4 g

Räucherlachs-Gemüse-Mix

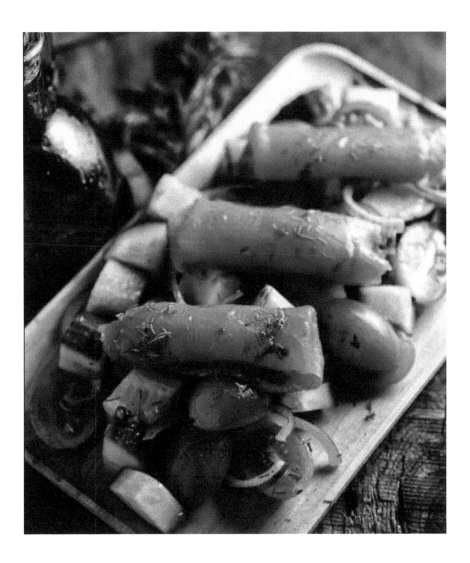

Zubereitungszeit: 10 Minuten

Kochzeit: 20 Minuten

Portionen: 4

Zutaten:

- 3 rote Zwiebeln, in Spalten geschnitten
- ¾ Tasse grüne Oliven, entkernt und halbiert
- 3 rote Paprika, grob gewürfelt
- ½ Teelöffel geräucherter Paprika
- Salz und schwarzer Pfeffer nach Geschmack
- 3 Esslöffel Olivenöl
- 4 Lachsfilets, ohne Haut und ohne Gräten
- 2 Esslöffel Schnittlauch, gehackt

Wegbeschreibung:

In einem Bräter den Lachs mit den Zwiebeln und den restlichen Zutaten vermengen, in den Ofen schieben und bei 180 °C 20 Minuten backen.

Verteilen Sie die Mischung auf Teller und servieren Sie sie.

Nährwerte: Kalorien 301, Fett 5,9 g, Ballaststoffe 11,9 g, Kohlenhydrate 26,4 g, Eiweiß 22,4 g

Lachs und Mango Mix

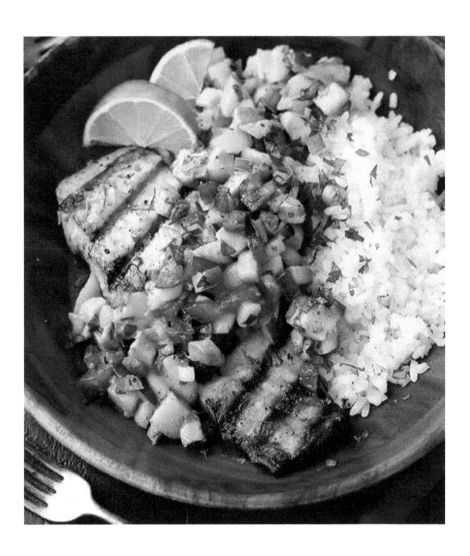

Zubereitungszeit: 10 Minuten

Kochzeit: 25 Minuten

Portionen: 2

Zutaten:

- 2 Lachsfilets, ohne Haut und ohne Gräten
- Salz und Pfeffer nach Geschmack
- 2 Esslöffel Olivenöl
- 2 Knoblauchzehen, gehackt
- 2 Mangos, geschält und gewürfelt
- 1 rote Chili, gehackt
- 1 kleines Stück Ingwer, gerieben
- Saft von 1 Limette
- 1 Esslöffel Koriander, gehackt

Wegbeschreibung:

In einem Bräter den Lachs mit dem Öl, dem Knoblauch und den restlichen Zutaten außer dem Koriander vermengen, durchschwenken, bei 180 °C in den Ofen schieben und 25 Minuten backen.

Alles auf Teller verteilen und mit dem Koriander bestreut servieren.

Nährwerte: Kalorien 251, Fett 15,9 g, Ballaststoffe 5,9 g, Kohlenhydrate 26,4 g, Eiweiß 12,4 g

Rindfleischpastete

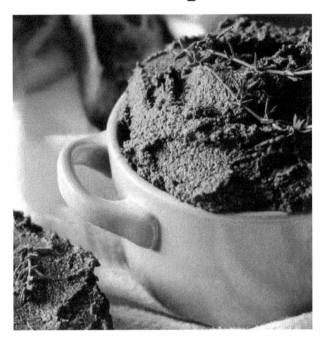

Zubereitungszeit: 25 Minuten

Kochzeit: 25 Minuten

Portionen: 4

Zutaten:

- 250 g Rinderleber
- ½ Zwiebel, geschält
- ½ Karotte, geschält
- ½ Teelöffel Pfefferkörner
- 1 Lorbeerblatt
- ½ Teelöffel Salz
- 1/3 Tasse Wasser
- 1 Teelöffel gemahlener schwarzer Pfeffer

——

Wegbeschreibung:

Schneiden Sie die Rinderleber in Stücke und geben Sie sie in den Kochtopf.

Zwiebel, Karotte, Pfefferkörner, Lorbeerblatt, Salz und gemahlenen schwarzen Pfeffer hinzufügen.

Geben Sie Wasser hinzu und schließen Sie den Deckel.

Kochen Sie die Rinderleber 25 Minuten lang oder bis alle Zutaten weich sind.

Geben Sie die gekochte Mischung in den Mixer und pürieren Sie sie, bis sie glatt ist.

Geben Sie dann die gekochte Pastete in die Servierschüssel und glätten Sie die Oberfläche der Pastete.

Stellen Sie die Pastete vor dem Servieren 20-30 Minuten in den Kühlschrank.

Nährwerte: Kalorien 109, Fett 2,7 g, Ballaststoffe 0,6 g, Kohlenhydrate 5,3 g, Eiweiß 15,3 g

Schweinefleischpastete

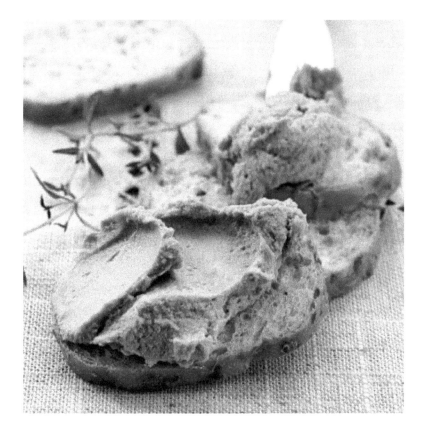

Zubereitungszeit: 15 Minuten

Kochzeit: 0 Minuten

Portionen: 4

Zutaten:

- 1 Knoblauchzehe, geschält
- ½ weiße Zwiebel, geschält
- 1 Esslöffel frische Petersilie
- 250 g Schweinelende, gebraten, zerkleinert

- ½ Zitrone
- 1 Esslöffel Butter, erweicht
- 1 Teelöffel Olivenöl
- ¼ Teelöffel Chilipulver

Wegbeschreibung:

Geben Sie die Knoblauchzehe, die Zwiebel, die Petersilie, das Olivenöl und das Chilipulver in den Mixer.

Drücken Sie den Saft einer Zitrone aus und geben Sie ihn in den Mixer.

Pürieren Sie das Gemüse 1 Minute lang.

Dann fügen Sie geschredderte Schweinelende hinzu.

Blenden Sie die Mischung 3 Minuten lang bei maximaler Geschwindigkeit oder bis die Masse glatt und weich ist.

Fügen Sie dann Butter hinzu und pulsieren Sie weitere 30 Sekunden.

Geben Sie die gekochte Pastete in die Schüssel.

Nährwerte: Kalorien 199, Fett 13 g, Ballaststoffe 0,6 g, Kohlenhydrate 2,4 g,
Eiweiß 17,8 g

Gemischter Fleischauflauf

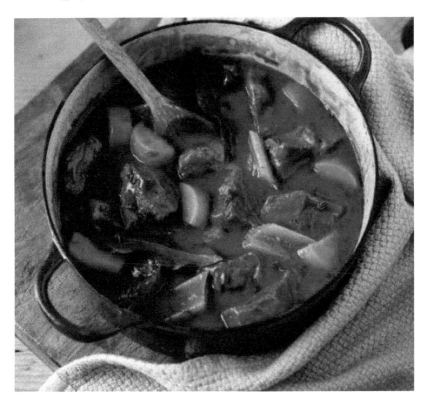

Zubereitungszeit: 10 Minuten

Kochzeit: 40 Minuten

Portionen: 4

Zutaten:

- 180 g Schweineschnitzel, gewürfelt
- 90 g Kalbsragoutfleisch, gehackt
- 1 Kartoffel, geschält
- ¼ Tasse Blumenkohl, zerkleinert
- ¼ Tasse Karotte, gerieben
- 1 Teelöffel Tomatenmark

- 60 g Provolone-Käse, gerieben
- ¼ Tasse Sahne
- 1 Teelöffel Butter
- 1 Teelöffel Salz
- ½ Teelöffel Chiliflocken

Wegbeschreibung:

Butter in der Kasserolle schmelzen und alles Fleisch dazugeben.

Bestreuen Sie es mit Salz, Chiliflocken und Karotte.

Gut durchmischen und 10 Minuten kochen.

Dann das Tomatenmark hinzufügen und gut verrühren.

Geschredderte Blumenkohl und grob gehackte Kartoffel hinzufügen.

Dann Sahne hinzufügen und mit Käse bestreuen.

Decken Sie den Topf mit Folie ab und schieben Sie ihn in den auf 180 °C vorgeheizten Backofen.

Backen Sie den Auflauf für 30 Minuten.

Nährwerte: Kalorien 211, Fett 9 g, Ballaststoffe 1,3 g, Kohlenhydrate 9,5 g,
Eiweiß 22,4 g

Geschichtete Rinderhackfleischpastete

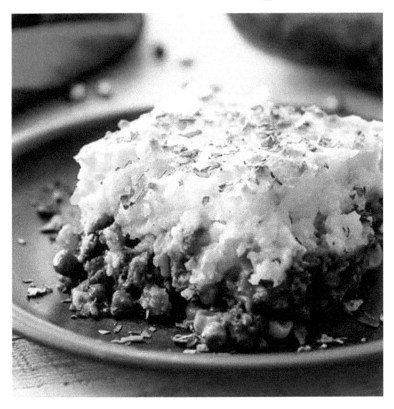

Zubereitungszeit: 15 Minuten

Kochzeit: 50 Minuten

Portionen: 6

Zutaten:

- 4 Esslöffel saure Sahne
- 150 g Kartoffeln, gekocht, püriert
- 1 Tasse Schweinehackfleisch
- 1 Teelöffel Olivenöl

- 1 Esslöffel Tomatensauce
- ½ Teelöffel Salz
- ½ Teelöffel Chili-Pfeffer
- 1 Teelöffel Paprika
- 1 Teelöffel Kurkuma
- 1 Tasse Mozzarella, zerkleinert
- 2 Tomaten, in Scheiben geschnitten

Wegbeschreibung:

Mischen Sie das gemahlene Schweinefleisch mit Salz, Chili-Pfeffer, Paprika und Kurkuma.

Legen Sie dann die Springform mit Backpapier aus.

Geben Sie die Hackfleischmasse in die Springform und drücken Sie sie flach.

Danach fügen Sie die Schicht Kartoffelpüree hinzu und beträufeln sie mit Tomatenmark und Olivenöl.

In Scheiben geschnittene Tomaten hinzufügen.

Bestreichen Sie den Kuchen mit saurer Sahne und geriebenem Mozzarella.

Decken Sie die Oberfläche des Kuchens mit Folie ab und backen Sie ihn 50 Minuten lang bei 180 °C.

Nährwerte: Kalorien 219, Fett 14,3 g, Ballaststoffe 1,3 g, Kohlenhydrate 6,4 g, Eiweiß 15,9 g

BBQ Schweinefleisch-Würfel

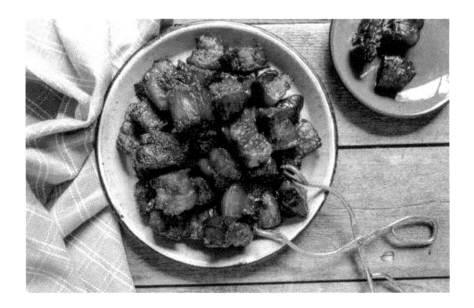

Zubereitungszeit: 10 Minuten

Kochzeit: 25 Minuten

Portionen: 5

Zutaten:

- ½ Tasse BBQ-Sauce
- 350 g Schweinefilet, grob gewürfelt
- 1 Esslöffel Kokosnussöl
- 1 Teelöffel getrockneter Thymian
- ½ Teelöffel getrockneter Dill

Wegbeschreibung:

Bestreuen Sie das Schweinefilet mit getrocknetem Thymian und getrocknetem Dill.

Geben Sie das Kokosnussöl in die Pfanne und erhitzen Sie es.

Schweinefilet hinzufügen und 15 Minuten bei mittlerer Hitze braten. Von Zeit zu Zeit umrühren.

Geben Sie anschließend die BBQ-Sauce hinzu und mischen Sie sie gut durch.

Schließen Sie den Deckel und kochen Sie das Gericht 10 Minuten lang.

Nährwerte: Kalorien 193, Fett 7,3 g, Ballaststoffe 0,2 g, Kohlenhydrate 9,3 g, Eiweiß 21,2 g

Aromatisch gegrillte Rinderlende

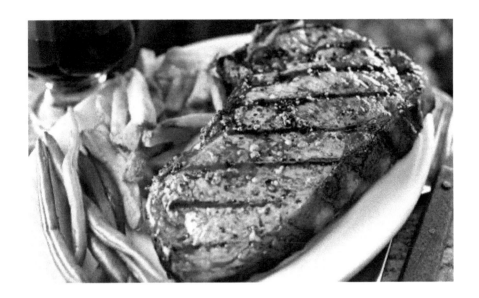

Zubereitungszeit: 15 Minuten

Kochzeit: 15 Minuten

Portionen: 2

Zutaten:

- ¾ Teelöffel Safran
- ¾ Teelöffel getrockneter Thymian
- ¾ Teelöffel gemahlener Koriander
- ¼ Teelöffel gemahlener Zimt
- 1 Esslöffel Butter
- 1/3 Teelöffel Salz
- 300 g Rinderlende

Wegbeschreibung:

Reiben Sie die Rinderlende mit getrocknetem Thymian, gemahlenem Koriander, Safran, gemahlenem Zimt und Salz ein.

Lassen Sie das Fleisch mindestens 10 Minuten stehen, um alle Gewürze einzuweichen.

Heizen Sie dann den Grill auf 200 °C vor.

Legen Sie die Rinderlende auf den Grill und garen Sie sie 5 Minuten lang.

Dann das Fleisch vorsichtig mit Butter bestreichen und weitere 10 Minuten garen. Wenden Sie es von Zeit zu Zeit auf einer anderen Seite.

Nährwerte: Kalorien 291, Fett 13,8 g, Ballaststoffe 0,3 g, Kohlenhydrate 0,6 g, Eiweiß 38,8 g

Tomaten-Schweinefleisch-Rippchen

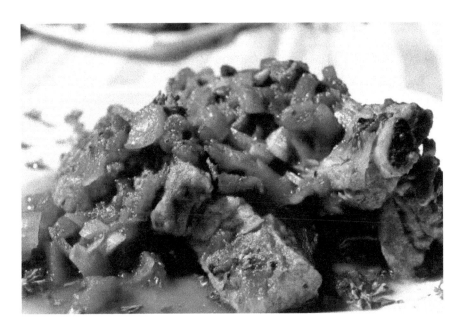

Zubereitungszeit: 10 Minuten

Kochzeit: 30 Minuten

Portionen: 4

Zutaten:

- 450 g Schweinerippchen vom Schwein
- 1/3 Teelöffel Zucker
- 2 Esslöffel Sojasauce
- 1 Esslöffel italienisches Gewürz
- ¼ Teelöffel Knoblauchpulver
- 1 Zwiebel, gehackt

- 1 Esslöffel Apfelessig
- 1 Teelöffel Tomatenmark
- 1/3 Tasse zerdrückte Tomaten
- ¼ Tasse Wasser

Wegbeschreibung:

Vermengen Sie in der Schüssel Zucker, Sojasauce, italienische Gewürze, Knoblauchpulver, Apfelessig, Tomatenmark, zerdrückte Tomaten und Wasser.

Geben Sie die Schweinerippchen in die Mischung und mischen Sie sie gut durch.

Geben Sie dann die gesamte Mischung in den Topf und schließen Sie den Deckel.

Zum Kochen bringen und 30 Minuten auf kleiner Flamme köcheln lassen.

Nährwerte: Kalorien 251, Fett 15,3 g, Ballaststoffe 1,4 g, Kohlenhydrate 6 g,
Eiweiß 21,7 g

Rinderhackbraten Sauté

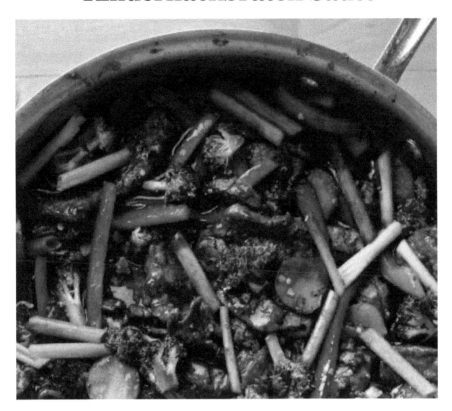

Zubereitungszeit: 10 Minuten

Garzeit: 60 Minuten

Portionen: 4

Zutaten:

- 1 Tasse Wasser
- ¼ Tasse Portobello-Pilze, gehackt
- 250 g Rinderhackfleisch, gehackt
- 90 g grüne Bohnen, gewürfelt
- 1 Cayennepfeffer, gehackt

- 3 Tomaten, gewürfelt
- ½ Teelöffel Salz
- 1 Teelöffel gemahlener Paprika

Wegbeschreibung:

Geben Sie das gehackte Rinderhackfleisch in den Topf und braten Sie es bei starker Hitze 3 Minuten lang an.

Dann das Fleisch umrühren und Pilze, grüne Bohnen, Cayennepfeffer, Salz, Paprika und Tomaten hinzufügen.

Bringen Sie die Mischung zum Kochen und fügen Sie Wasser hinzu.

Schließen Sie den Deckel und köcheln Sie die Sauté 55 Minuten lang bei mittlerer Hitze.

Nährwerte: Kalorien 136, Fett 3,9 g, Ballaststoffe 2,4 g, Kohlenhydrate 6,4 g, Eiweiß 19,3 g

Pikantes Schweinefleisch Kofte

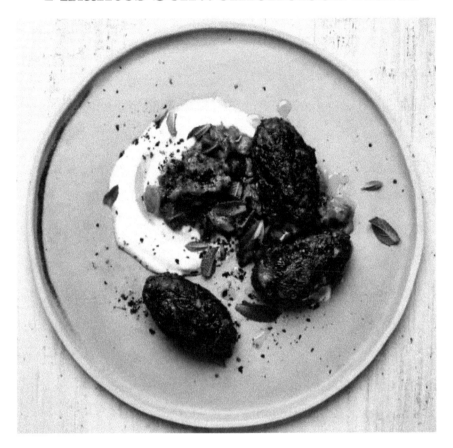

Zubereitungszeit: 10 Minuten

Kochzeit: 10 Minuten

Portionen: 2

Zutaten:

- 120 g Schweinelende, gewölft
- ½ Teelöffel Knoblauchpulver
- ¼ Teelöffel Chilipulver
- ¼ Teelöffel Cayennepfeffer

- ¼ Teelöffel gemahlener schwarzer Pfeffer
- ¼ Teelöffel weißer Pfeffer
- 1 Esslöffel Wasser
- 1 Teelöffel Olivenöl

Wegbeschreibung:

Mischen Sie Hackfleisch, Knoblauchpulver, Cayennepfeffer, gemahlenen schwarzen Pfeffer, weißen Pfeffer und Wasser zusammen.

Formen Sie mit Hilfe der Fingerspitzen die kleinen Frikadellen.

Erhitzen Sie das Olivenöl in der Pfanne.

Legen Sie die Kofte in das Öl und braten Sie sie insgesamt 10 Minuten lang. Wenden Sie die Kofte von Zeit zu Zeit auf einer anderen Seite.

Nährwerte: Kalorien 162, Fett 10,3, Ballaststoffe 0,3 g, Kohlenhydrate 1 g,
Eiweiß 15,7 g

Kurkuma-Schweinefleischsteaks

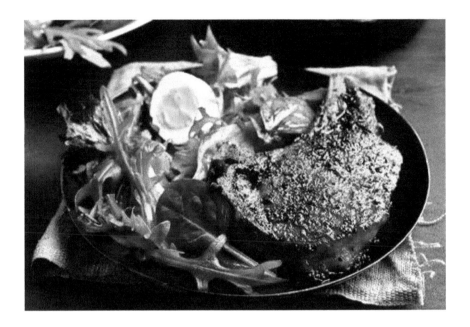

Zubereitungszeit: 10 Minuten

Kochzeit: 10 Minuten

Portionen: 4

Zutaten:

- 4 Schweinesteaks (100 g pro Steak)
- 1 Esslöffel gemahlene Kurkuma
- 1 Teelöffel Salz
- 1 Esslöffel Kokosnussöl
- 1 Teelöffel Apfelessig

Wegbeschreibung:

Reiben Sie die Schweinesteaks mit gemahlener Kurkuma, Salz und Apfelessig ein.

Schmelzen Sie das Kokosöl in der Pfanne und geben Sie die Schweinesteaks hinein.

Braten Sie die Schweinesteaks 5 Minuten von jeder Seite.

Nährwerte: Kalorien 366, Fett 28,6 g, Ballaststoffe 0,4 g, Kohlenhydrate 2,1 g, Eiweiß 25,1 g

Balsamico-Schweineleber

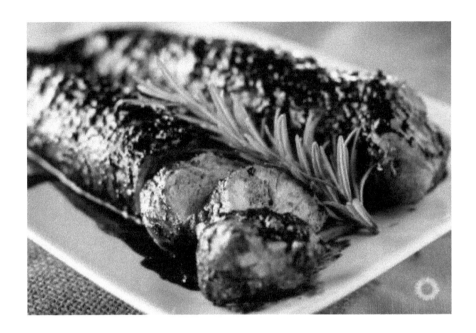

Zubereitungszeit: 10 Minuten

Kochzeit: 20 Minuten

Portionen: 5

Zutaten:

- 450 g Schweinelende
- 2 Esslöffel Balsamico-Essig
- 1 Teelöffel Olivenöl
- 1 Teelöffel Salbei
- ½ Teelöffel Salz

Wegbeschreibung:

Erhitzen Sie das Olivenöl in der Pfanne und geben Sie die Schweinelende hinzu.

Bestreuen Sie das Fleisch mit Salbei und Salz und braten Sie es für 10 Minuten. Wenden Sie das Fleisch nach 5 Minuten Garzeit auf einer anderen Seite.

Dann die Schweinelende mit Balsamico-Essig beträufeln.

Schließen Sie den Deckel und kochen Sie das Gericht weitere 10 Minuten bei niedriger Hitze.

Nährwerte: Kalorien 229, Fett 13,6 g, Ballaststoffe 0,1 g, Kohlenhydrate 0,1 g, Eiweiß 24,8 g

Fleisch Sauté

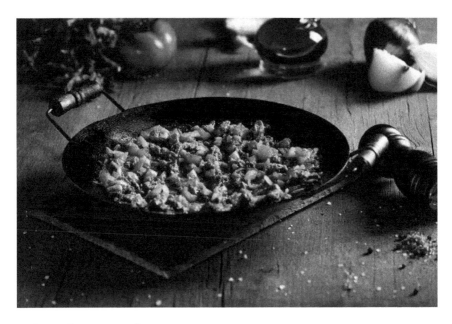

Zubereitungszeit: 10 Minuten

Kochzeit: 35 Minuten

Portionen: 4

Zutaten:

- 2 Esslöffel Kapern
- 1/3 Tasse grüne Oliven, gehackt
- 1 Tomate, gewürfelt
- 1 süße Paprika, gehackt
- 250 g Rinderhaxe, gewürfelt
- 90 g Rote Bete, gewürfelt
- ¼ Tasse Brokkoli, zerkleinert
- 2 Tassen Hühnerbrühe

- 1 Teelöffel getrockneter Oregano
- 1 Teelöffel Salz
- 1 Teelöffel getrockneter Koriander
- 1 Teelöffel Butter

Wegbeschreibung:

Die Butter in der Pfanne schmelzen und die gehackte Rinderhaxe hinzufügen.

Braten Sie es 5 Minuten lang über der hohen Hitze.

Dann Tomaten, Kapern, grüne Oliven, Paprika, Brokkoli, getrockneten Oregano, Salz und getrockneten Koriander hinzufügen.

Gut umrühren und mit Hühnerbrühe auffüllen.

Schließen Sie den Deckel und köcheln Sie das Gericht 30 Minuten lang auf kleiner Flamme.

Nährwerte: Kalorien 179, Fett 7,7 g, Ballaststoffe 1,8 g, Kohlenhydrate 6,2 g,
Eiweiß 21 g

Aromatisches gebackenes Schweinefilet

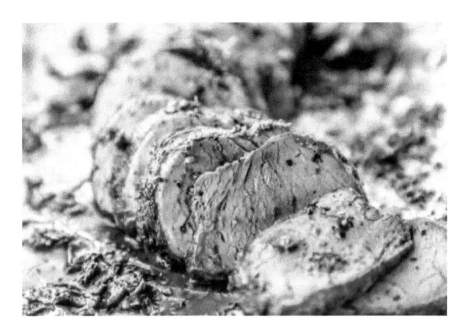

Zubereitungszeit: 15 Minuten

Garzeit: 55 Minuten

Portionen: 6

Zutaten:

- 300 g Schweinefilet
- ½ Teelöffel gemahlener Kreuzkümmel
- ½ Teelöffel gemahlener Paprika
- 1 Teelöffel flüssiger Honig
- 1 Zitrone
- ½ Teelöffel Fenchelsamen

- 1 Teelöffel Salz
- 1 Esslöffel Avocado öl

Wegbeschreibung:

Pressen Sie den Saft der Zitrone aus.

Kombinieren Sie den Zitronensaft mit gemahlenem Kreuzkümmel, Paprika, flüssigem Honig, Fenchelsamen, Salz und Avocado öl.

Dann das Schweinefilet mit der Ölmischung bestreichen und in die Folie einwickeln.

Backen Sie das Schweinefilet 55 Minuten bei 200 °C.

Schneiden Sie das gekochte Fleisch auf die Portionen.

Nährwerte: Kalorien 130, Fett 3,3 g, Ballaststoffe 0,5 g, Kohlenhydrate 2,3 g, Eiweiß 22 g

Rindfleisch-Spieße

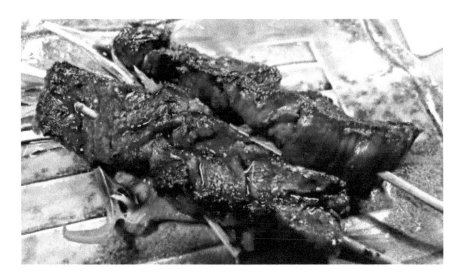

Zubereitungszeit: 10 Minuten

Kochzeit: 25 Minuten

Portionen: 3

Zutaten:

- 300 g Rinderflankensteak
- 1 Teelöffel Tomatenmark
- ½ Teelöffel gemahlener Paprika
- 1 Teelöffel Olivenöl
- ½ Teelöffel Salz
- ½ Teelöffel gemahlener schwarzer Pfeffer

Wegbeschreibung:

Das Rindersteak grob hacken und mit gemahlenem Paprika, Salz, gemahlenem schwarzen Pfeffer, Olivenöl und Tomatenmark bestreuen.

Dann das Fleisch auf die Spieße spießen und in die Schale legen.

Backen Sie die Rindfleischspieße für 25 Minuten. Wenden Sie die Spieße nach 10 Minuten Garzeit auf einer anderen Seite.

Nährwerte: Kalorien 175, Fett 6,9 g, Ballaststoffe 0,3 g, Kohlenhydrate 0,8 g, Eiweiß 26 g

Scharfes Rindfleisch Stir-Fry

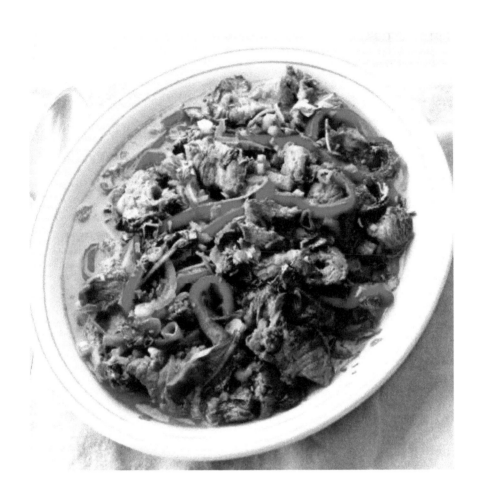

Zubereitungszeit: 10 Minuten

Kochzeit: 20 Minuten

Portionen: 4

Zutaten:

- 2 grüne Chilischoten
- 250 g Rinderflankensteak
- 1 Teelöffel Salz
- 2 Esslöffel Olivenöl
- 1 Teelöffel Apfelessig

Wegbeschreibung:

Gießen Sie das Olivenöl in die Pfanne.

Legen Sie das Flankensteak in das Öl und braten Sie es 3 Minuten von jeder Seite.

Bestreuen Sie das Fleisch anschließend mit Salz und Apfelessig.

Hacken Sie die Chilischoten und geben Sie sie in die Bratpfanne.

Braten Sie das Rindfleisch für weitere 10 Minuten. Rühren Sie es von Zeit zu Zeit um.

Nährwerte: Kalorien 166, Fett 10,5 g, Ballaststoffe 0,1 g, Kohlenhydrate 0,2 g, Eiweiß 17,2 g

Zitronen-Pfeffer-Salat mit roten Bohnen

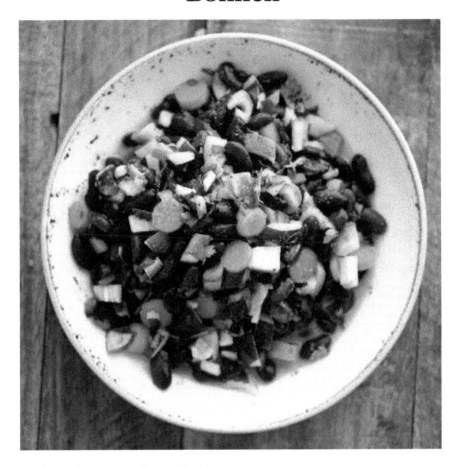

Zubereitungszeit: 10 Minuten

Kochzeit: 10 Minuten

Servieren: 3

Zutaten:

- 2 Tassen Kidneybohnen, abgetropft und abgespült
- 2 Knoblauchzehen, gehackt
- 1 Karotte, gewürfelt

- 2 Esslöffel Nährhefe
- ¼ Tasse frische Petersilie, gehackt
- 1 kleine Zwiebel, gewürfelt
- 2 Zitronensaft
- ¼ Teelöffel Pfeffer
- ½ Teelöffel Salz

Wegbeschreibung:

Geben Sie alle Zutaten in die große Rührschüssel und schwenken Sie sie gut durch.

Für 1 Stunde in den Kühlschrank stellen.

Gekühlt servieren.

Nährwert (Menge pro Portion):

Kalorien 190; Fett 1,1 g; Kohlenhydrate 34,9 g; Zucker 5,2 g; Eiweiß 12,8 g; Cholesterin 0 mg

Gesunder Drei-Bohnen-Salat

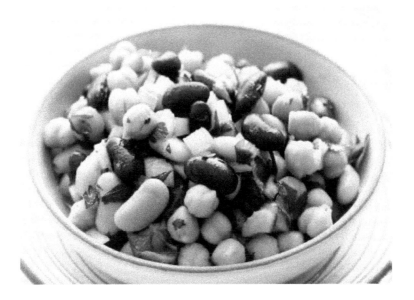

Zubereitungszeit: 10 Minuten

Kochzeit: 5 Minuten

Servieren: 8

Zutaten:

Für Salat:

- 400 g Dose Kichererbsen, abgetropft und abgespült
- 400 g Dose Kidneybohnen, abgetropft und abgespült
- 400 g Dose schwarze Bohnen, abgetropft und abgespült
- ¼ Tasse frisches Basilikum, gehackt
- ¼ Tasse Feta-Käse, zerbröckelt
- ½ Tasse Oliven, halbiert
- 1 kleine Zwiebel, gewürfelt
- 1 ½ Tassen Kirschtomaten, halbiert

- 1 Paprika, gewürfelt
- 1 Gurke, gewürfelt

Für das Dressing:

- 1 Esslöffel Olivenöl
- ¼ Teelöffel Knoblauchpulver
- 1 Teelöffel Honig
- 2 Esslöffel Essig
- 3 Esslöffel frischer Zitronensaft
- ¼ Teelöffel Pfeffer
- ¼ Teelöffel Salz

Wegbeschreibung:

Mischen Sie alle Zutaten für das Dressing in einer kleinen Schüssel und stellen Sie sie beiseite.

Geben Sie alle Salatzutaten in die große Schüssel und mischen Sie sie gut.

Gießen Sie das Dressing über den Salat und schwenken Sie es gut.

Nährwert (Menge pro Portion):

Kalorien 214; Fett 4,8 g; Kohlenhydrate 35,1 g; Zucker 5,1 g; Eiweiß 9,6 g; Cholesterin 4 mg

Oliven-Cannellini-Bohnen-Salat

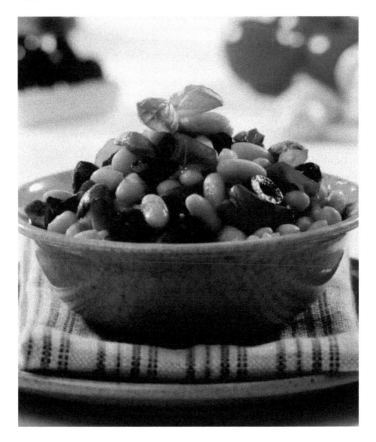

Zubereitungszeit: 10 Minuten

Kochzeit: 5 Minuten

Servieren: 6

Zutaten:

- 800 g Dose Cannellini-Bohnen, abgespült und abgetropft
- 1 Esslöffel Olivenöl
- 1 Esslöffel Essig
- ¼ Tasse frische Petersilie, gehackt

- 1/3 Tasse Oliven, in Scheiben geschnitten
- 1/3 Tasse sonnengetrocknete Tomaten, in Julienne geschnitten
- Pfeffer
- Salz

Wegbeschreibung:

Geben Sie alle Zutaten in die große Schüssel und schwenken Sie sie gut durch.

Salat mit Pfeffer und Salz würzen.

Für 1 Stunde in den Kühlschrank stellen.

Gekühlt servieren.

Nährwert (Menge pro Portion):

Kalorien 135; Fett 4,2 g; Kohlenhydrate 18,6 g; Zucker 0,3 g; Eiweiß 6,5 g; Cholesterin 0 mg

Leichter Kidneybohnen-Salat

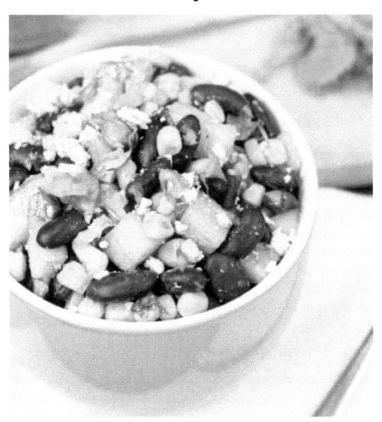

Zubereitungszeit: 10 Minuten

Kochzeit: 5 Minuten

Servieren: 4

Zutaten:

Für Salat:

- 1 ½ Tassen trockene Kidneybohnen, über Nacht in Wasser eingeweicht, gekocht und abgetropft
- ¼ Tasse grüne Zwiebel, gehackt

- 1 kleine Zwiebel, in Scheiben geschnitten
- 1 Tomate, gewürfelt

Für das Dressing:

- 1 Esslöffel frischer Zitronensaft
- 3 Knoblauchzehen, gehackt
- 3 Esslöffel Olivenöl
- Pfeffer
- Salz

Wegbeschreibung:

Mischen Sie alle Zutaten für das Dressing in einer kleinen Schüssel und stellen Sie sie beiseite.

Geben Sie alle Salatzutaten in die große Schüssel und mischen Sie sie gut.

Gießen Sie das Dressing über den Salat und schwenken Sie es gut.

Sofort servieren.

Nährwert (Menge pro Portion):

Kalorien 339; Fett 11,3 g; Kohlenhydrate 45,8 g; Eiweiß 16,2 g; Zucker 2,9 g

Fazit

Bei der mediterranen Diät gibt es kein Kalorienzählen, kein Fasten und keinen Verzicht auf ganze Lebensmittelgruppen. Die Hauptidee ist eine gute Balance und Mäßigung. Balancieren Sie Ihre Nahrungsaufnahme gut aus und betonen Sie diejenigen, die im Überfluss konsumiert werden können. Übertreiben Sie es nicht - bereiten Sie kleine Portionen zu und konsumieren Sie in Maßen.

Jeder sollte darüber nachdenken, wie die Mittelmeerdiät am besten auf seinen Lebensstil und seinen persönlichen Geschmack zugeschnitten werden kann. Richten Sie Ihren Speiseplan auf die Lebensmittel aus, die diese Diät enthält, und konzentrieren Sie sich auf die Lebensmittel, die Sie am liebsten mögen. Süße Leckereien sind nicht ausgeschlossen, aber es ist wünschenswert, dass sie weniger häufig und in kleineren Mengen konsumiert werden.

Seien Sie körperlich aktiv, indem Sie mindestens 30 Minuten pro Tag oder 150 Minuten pro Woche anstreben. Halten Sie ein gesundes Gewicht. Trinken Sie Alkohol in Maßen und geben Sie Zigaretten auf.

Lightning Source UK Ltd.
Milton Keynes UK
UKHW020816170621
385664UK00001B/130